RECHERCHES NOUVELLES

SUR

L'APOPLEXIE CÉRÉBRALE

Corbeil. — Typogr. et stér. de Crété.

RECHERCHES NOUVELLES

SUR

L'APOPLEXIE CÉRÉBRALE

SES CAUSES, SES PRODROMES,

NOUVEAU MOYEN PRÉSERVATIF ET CURATIF

PAR LE DOCTEUR

F. V. LAMARE-PICQUOT

CHEVALIER DE LA LÉGION D'HONNEUR

MÉDECIN EN CHEF DE L'HOPITAL DE HONFLEUR.

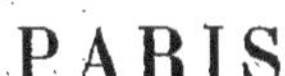

PARIS

J. B. BAILLIÈRE ET FILS

LIBRAIRES DE L'ACADÉMIE IMPÉRIALE DE MÉDECINE,

rue Hautefeuille, 19.

LONDRES — HIPPOLYTE BAILLIÈRE, 219, REGENT-STREET.

NEW-YORK — BAILLIÈRE BROTHERS, 440, BROADWAY

MADRID, C. BAILLY-BAILLIÈRE, CALLE DEL PRINCIPE, 11.

1860

RECHERCHES NOUVELLES

SUR

L'APOPLEXIE CÉRÉBRALE

DE L'EMPLOI DE L'ACIDE ARSÉNIEUX

DANS LES CONGESTIONS APOPLECTIQUES

Toutes les sciences ont reçu des grands novateurs du dix-huitième siècle une vive impulsion, qui a imprimé à la société actuelle un état nouveau. L'explosion d'une foule de découvertes a donné ainsi à notre époque un caractère bien remarquable. Les sciences naturelles ne sont pas restées en arrière et la médecine elle-même a pris part à ce mouvement général, si prodigieusement accéléré. Ainsi la pratique a observé à divers points de vue l'action des médicaments sur l'homme sain et malade. Il a surgi de ces recherches une masse importante de faits nouveaux qui, quand ils seront reliés entre eux, devront fournir la base d'un enseignement élevé et pratique. Mais ces efforts irrésistibles de la science ne sont souvent accueillis par les corps savants qu'avec inertie, d'où résulte une sorte d'antagonisme. C'est donc le propre des faits scientifiques nouveaux de soulever l'incrédulité et de ne conquérir droit de domicile qu'après des luttes soutenues. En thérapeutique surtout, on a de la peine à accepter des idées qui semblent renverser ce qui était admis jusqu'alors ; moins en France, cependant, où tout tend à progresser, et où cette tendance a produit des résultats merveilleux. La médecine, science d'observation, marche d'une allure assez lente, parce que les Maîtres, qui devraient se mêler au mouvement, l'éclairer de leur expérience, se complaisent à rebattre le terrain de leurs œuvres, sans tenir compte de ce qui se produit en dehors de ce rayon. Il y a pourtant bien souvent l'occasion de glaner quelque chose dans la pratique courante, et il est bon de le proclamer du haut de la chaire. C'est ainsi qu'un des professeurs les plus distingués de l'école de Paris, empruntait naguère à la Russie une médication qui sauvera de la destruction un grand nombre d'enfants et d'adultes.

Combien d'autres emprunts n'aurait-on pas à faire, pour le plus grand profit de la thérapeutique, chez une nation voisine, dans un pays berceau de toutes les connaissances humaines, où des méthodes, connues et adoptées depuis un demi-siècle, n'arrivent à nous qu'à travers et malgré une sorte de cordon sanitaire, qui leur fait obstacle et semble leur défendre les approches du sanctuaire de l'école française? Est-ce à dire que la science médicale doit toujours marcher dans les voies tracées par les anciens? Non, sans doute. Déjà le grand Bichat avait trouvé, lui, que la thérapeutique de son temps n'était qu'une écurie immonde. Après lui, Rasori, guidé par les instincts du génie, fit disparaître de l'Italie une foule de vieilleries thérapeutiques, ineptes et erronées. Laennec, parmi nous, essaya de proclamer quelques-unes des vérités médicales empruntées à cette école italienne; mais les diatribes de son fougueux adversaire, Broussais, en retardèrent l'adoption. Rognetta arriva en France, et ses publications furent mieux comprises. Plus tard, vers l'année 1843, je crois, Martin-Solon rompait ouvertement avec les errements du passé, lorsqu'il reprenait en main l'emploi du nitrate de potasse à haute dose contre le rhumatisme articulaire. Depuis cette époque, on ne peut le contester, les esprits se sont familiarisés avec les idées qu'il leur répugnait tant de comprendre. Mais combien faudra-t-il encore pour que les choses bonnes et utiles, que l'école italienne a voulu introduire en thérapeutique, soient acceptées de tous! Cependant, quand l'observation du même fait est répétée un grand nombre de fois, les esprits les plus sévères doivent finir par accepter les déductions pratiques qui en découlent. Dans ces circonstances il faut donc grouper un grand nombre de faits, avec tous les caractères de l'authenticité et de la vérité, afin d'arriver en quelque sorte à un état de démonstration positive. Aussi je vais placer sous les yeux de mes confrères de nombreuses observations qui leur donneront, je l'espère, la preuve de la grande valeur de l'emploi de l'acide arsénieux, dans quelques cas où ce médicament n'a pas encore, que je sache, été mis en usage par les thérapeutistes.

Dans le cercle de ma pratique j'ai déjà rencontré, parmi des confrères, dignes d'ailleurs de la plus grande estime, des contradicteurs ou des esprits timides à l'égard de toute innovation. Quant aux gens du monde, ils ont généralement beaucoup de préventions contre les préparations arsenicales. Aussi me suis-je trouvé bien souvent en face de malades qui, par préjugé, ne consentaient qu'avec la plus grande difficulté à se soumettre à un traitement dont l'acide arsénieux composait la base.

En essayant d'expliquer et de mettre en évidence l'utilité pratique et le rôle de ce médicament, je n'ai pour but que d'apporter à la science mon contingent d'expérience et d'observation, pour l'étude si importante de la médication arsenicale, employée pour prévenir les congestions apoplectiques, trop fréquemment suivies d'accidents mortels, sous la forme dite *apoplexie cérébrale, active ou sanguine.*

Cette affection cruelle, à raison de la rapidité avec laquelle elle ravit l'existence, au moment où l'homme semble jouir de la santé la plus parfaite, est l'effroi des gens du monde et l'objet de la sollicitude constante de la médecine; si parfois elle laisse échapper sa proie, il est rare qu'elle ne la ressaisisse point, quelques mois ou quelques années plus tard : presque toujours une seconde ou une troisième attaque est mortelle. Depuis longtemps l'apoplexie a provoqué de nombreuses recherches et, malgré un grand nombre de travaux, la maladie n'est pas encore bien connue dans son essence et dans la manière d'agir des causes qui la produisent. Combien de théories, enfantées par l'imagination, ont été successivement prônées par les auteurs! Toutes ces opinions ne servent à rien pour nous éclairer sur la nature des causes de l'apoplexie et ne font que nous démontrer combien l'erreur est facile.

Aujourd'hui, la théorie la plus généralement admise est que l'apoplexie active est formée par une sorte de compression du cerveau, opérée par du sang épanché. De là est sortie une définition bien connue : *l'apoplexie est une hémorrhagie*. L'observation apprend chaque jour aux médecins praticiens que l'hémorrhagie cérébrale n'est que le produit, le dernier mot au plus haut degré de l'état congestif qui a longuement préparé la condition hémorrhagique. En dehors de cet état, il y a des degrés, sous la forme de congestions cérébrales, qu'il ne paraît pas logique de classer parmi les hémorrhagies. Suivant nous, l'apoplexie n'est pas une maladie qu'un moment voit éclore : elle est le résultat ordinaire de la marche incessante des congestions répétées qui ont précédé l'hémorrhagie.

Disons quelques mots sur les signes précurseurs : *raptus sanguinis*, mouvement violent du sang vers les yeux, éblouissements ; vue de brouillard, de bluettes ; douleurs, pesanteur de tête ; rougeur de la face, vertiges ; tintements, bourdonnements d'oreilles ; crampes, engourdissements dans les muscles de la jambe ; pesanteur universelle, fourmillement dans les mains et sous les pieds ; assoupissement fréquent, accès de cauchemar. L'ensemble de ces symptômes annonce déjà un état de malaise, de compression dans le système vasculaire de l'encéphale. Ces signes précurseurs, ces prodromes ne se présentent pas toujours, comme nous venons de les grouper ; ils constitueraient déjà un état apoplectique grave. Souvent il n'y en a qu'un seul ou deux ensemble ; d'autres fois ils se succèdent graduellement. Ces prodromes acquièrent de la valeur, quand ils se présentent chez des sujets qui offrent le caractère de la constitution apoplectique. Or, du moment que l'on admettra ces phénomènes comme prodromes de l'apoplexie, l'hémorrhagie ne sera plus que la terminaison de la maladie, suivie ordinairement d'une mort prompte ou d'une compression permanente sur le cerveau, d'où procèdent les paralysies hémiplégiques et autres.

Mon intention n'est pas de tracer ici une histoire complète de l'apoplexie, que quelques auteurs ont distinguée, à cause des conditions de manifestation, en *sympathique*, *symptomatique*, *constitutionnelle*. Je me propose seulement d'ajouter quelques aperçus nouveaux, à cette histoire, afin d'attirer l'attention de mes confrères sur leur nature. Quelque petite que soit la place que j'occupe dans le monde médical, je me crois tributaire envers eux du résultat de mes travaux. Je tiens essentiellement à soumettre à leur jugement et à leur appréciation ce que l'observation la plus consciencieuse m'a fait découvrir de bon et d'utile dans l'emploi de l'acide arsénieux pour combattre l'apoplexie. Le *Bulletin général de Thérapeutique*, quelque dévoué que soit son rédacteur en chef pour les progrès de la science, ne pouvait offrir à ses lecteurs que le noyau de mon travail. Les praticiens qui ne reculent pas toujours devant des détails et des descriptions souvent nécessaires, mais parfois fastidieuses, trouveront, dans cet opuscule, tous les faits rapportés *in extenso*.

Je m'étais laissé entraîner, en 1856, à désirer que l'expérience des maîtres vînt apporter à l'emploi méthodique de l'acide arsénieux, dans les congestions apoplectiques, une inaltérable sanction : c'est pourquoi j'avais appelé tout à la fois l'attention de l'Institut et celle de l'Académie de médecine sur la question. Il me semblait qu'une idée nouvelle devait passer par l'examen des sommités médicales, afin d'être mieux accueillie par la généralité des médecins. Mais le *Mémoire aux Académies* en est resté à l'état de présentation, ce qui n'a pas empêché la médication arsénieuse de continuer sa marche. Je croyais cependant faire une chose utile pour l'humanité, je le crois encore plus que jamais, après plus de trois années d'attente vaine d'un rapport. Si ce long oubli a pu nuire à la divulgation de mon œuvre, il m'a contraint à de persistants efforts d'expérimentation et d'études. Aussi ai-je acquis d'autant plus de certitude, que toutes les contre-épreuves que je lui ai fait subir, depuis cette époque, confirment les premières affirmations et témoignent des titres incontestables de l'action de l'acide arsénieux, comme moyen préventif et curatif de l'apoplexie active.

Ces circonstances m'ont déterminé à en appeler à tous mes confrères, afin qu'ils veuillent bien expérimenter cette médication, avec toute la circonspection qui caractérise les médecins intelligents. A ceux qui, pleins de bonne foi, croiront que les faits que j'ai produits, quoique très-nombreux, ne sont pas encore assez concluants, j'adresse la prière de vouloir faire eux-mêmes les expérimentations nécessaires, et je ne doute pas que bientôt ils ne proclament leur adhésion.

Avant d'entrer dans le domaine des faits, il est indispensable de dire un mot de l'ordre dans lequel le traitement par l'acide arsénieux doit être suivi.

Le traitement de la congestion apoplectique, appliqué généralement de nos jours, est appelé *rationnel*, parce qu'il est déduit de l'appréciation des phénomènes organiques qui constituent la cause immédiate des symptômes de cette affection. Il semble donc que le traitement rationnel, indiqué contre la congestion apoplectique, a l'inconvénient d'être dirigé contre les symptômes plutôt que contre la cause réelle de la maladie. Mais les conditions de l'organisme vivant sont essentiellement variées, sous l'influence des causes qui portent à l'état de congestion apoplectique. Antérieurement à la production des symptômes actifs de la congestion apoplectique, avant qu'il y ait apoplexie, hémorrhagie cérébrale au point de vue des auteurs, il se passe dans l'organisme une série de circonstances et de phénomènes qui la préparent et la déterminent. Ainsi, il y a une cause, d'abord éloignée et inaperçue, que ne saurait atteindre le traitement *rationnel*. Pourquoi donc attendre que l'affection soit parvenue au degré de gravité qui amène si souvent la mort? On arriverait à quelque chose de plus rationnel, s'il était possible de prévenir l'imminence de l'apoplexie. Tel a été le but que nous nous sommes proposé, et nous allons reproduire les recherches que nous avons faites et les expérimentations pratiques qui nous portent à proposer à nos confrères, une méthode, que nous croyons nouvelle, de traitement prophylactique et curatif, dirigé essentiellement contre l'état morbide qui n'est que l'avant-coureur de l'apoplexie, la cause première.

Cette cause première nous a paru toujours se manifester en même temps que l'on s'aperçoit d'un embarras à la tête, de vertiges, de *raptus sanguinis*, de bourdonnements d'oreilles ou de tout autre signe caractérisant une disposition congestive vers le cerveau. Dans ces circonstances, si le mal est assez prononcé pour que l'on ait recours à la saignée, nous avons observé que, chez tous les sujets, l'élément cruorique du sang (les globules) dépasse de beaucoup celui du sérum. Quand le rapport entre le *cruor* et le *sérum* n'existe pas à l'état normal, la circulation ne s'exerce pas librement dans le réseau vasculaire que le sang doit parcourir. Sous l'empire de certaines conditions, telles que les tempéraments sanguins, bilioso-sanguins, lymphatico-sanguins, l'âge mûr et l'âge de retour chez les hommes, l'époque de la ménopause chez les femmes, l'obésité avec un cou court, l'habitude d'un régime très-substantiel, l'intempérance et l'ivresse habituelle, etc., etc., se produit l'état de *pléthore*.

Par le mot pléthore, on entend généralement une *surabondance* de sang, caractérisée par le coloris de la face, plus de chaleur à la peau, un pouls plein et fort et autres symptômes congestifs. Mais, dans ces conditions-là, le sang n'est pas augmenté de quantité : sa composition présente seulement des éléments différents. Ainsi le sang devient plus riche en éléments cruoriques (globules) ; la circulation en est plus difficile ; il s'opère le plus habituellement quelques mouvements de *raptus* vers l'encéphale, et enfin se manifestent des signes évidents de congestion. Alors, nous venons de le dire, le cruor est toujours disproportionné avec l'élément séreux. Nous avons rencontré quelques sujets, ayant des phénomènes de congestion apoplectique très-prononcés, chez qui le sang d'une saignée reçu dans un vase large, bien couvert pour empêcher l'évaporation de la partie séreuse, et laissé en repos, pendant deux jours, dans un lieu frais, donnait pour résultat 75 parties p. 100 de cruor et quelquefois davantage encore. Or, toutes les fois que le cruor dépasse 54 p. 100, il se manifeste dans l'organisme quelques signes congestifs vers le cerveau. La saignée peut devenir alors un moyen de soulagement momentané, mais elle ne remédie pas, d'une manière durable, à la prédominance du cruor sur le sérum.

Dans les circonstances qui viennent d'être posées, l'agent par excellence, qui fait taire tous ces désordres, prodromes de l'apoplexie, en rétablissant progressivement et assez promptement le rapport normal entre le cruor et le sérum, et qui, par cette spécialité d'action, devient, en quelque sorte, le préservatif de l'apoplexie, c'est l'acide arsénieux. Ces assertions, présentées ici sous la forme de théorie, recevront bientôt le baptême de la vérité par l'exposition des faits. Voilà, ce me semble, ce qui, jusqu'à ce jour, avait échappé aux observateurs.

Le rôle de l'acide arsénieux, une fois fixé dans les globules du sang, paraît être de servir, par l'action hyposthénisante qui lui est propre, à anéantir les causes qui les avaient rendus trop riches, et de faciliter ainsi la circulation, sans exercer d'ailleurs aucun préjudice sur l'économie.

Il y a peut-être quelque chose d'hypothétique dans

cette manière de raisonner. Ne serait-on pas fondé à soutenir que le point de départ, qui donne naissance aux phénomènes morbides que l'on observe dans les éléments du sang, dépend de l'excitation habituelle dans laquelle se trouve l'encéphale, chez un sujet pléthorique disposé à la condition apoplectique? Ce raisonnement ne serait-il pas étayé et confirmé par ce qui se passe chez un autre individu atteint brusquement d'une pneumonie intense, gagnée, dans l'état de santé la plus parfaite, en s'exposant à l'action d'un courant d'air froid? Dans ce dernier cas, le sang devient rapidement très-couenneux, souvent même il n'existe qu'un rudiment de sérum.

En définitive, que le point de départ, qui vicie le sang dans l'apoplexie, ait son principe dans l'état d'excitation du cerveau, et que la constitution du sang ne soit que la conséquence de cette excitation ; ou bien que la cause de l'augmentation des globules soit dans le sang, le fait pratique restera le même, relativement à l'action héroïque de l'acide arsénieux comme modificateur de l'élément qui constitue l'irritation. Mais il faut toujours assigner à l'apoplexie, pour origine, une cause productive dans les éléments du sang, ou bien la prédominance de l'encéphale et tout ce qui peut diriger abondamment le sang vers cet organe.

Revenons à notre sujet :

Lorsque l'économie ne présente que de légers symptômes généraux de congestion cérébrale, il n'y a aucune nécessité de recourir à l'emploi de la saignée et de tous les autres moyens conseillés dans le cas de prédisposition à l'apoplexie. L'acide arsénieux, à la dose de quelques milligrammes, pris en solution dans la boisson des repas, fera taire tous les signes congestifs de l'encéphale.

On comprend, toutefois, que l'effet de ce traitement est successif et qu'il faut un certain délai pour qu'une sorte de transformation puisse s'opérer dans les éléments du sang. Un mois suffit habituellement pour obtenir quelques résultats; mais pour arriver à l'état normal, il est nécessaire de continuer plus longtemps l'usage du médicament.

Dans les cas plus graves, on peut, sans crainte aucune, augmenter la dose de l'acide arsénieux : j'en ai pris moi-même jusqu'à 15 milligrammes par jour et pendant plusieurs mois. C'est un fait remarquable que, plus l'excitation cérébrale est manifeste et puissante, mieux l'organisme tolère la médication. On verra, dans l'exposition des faits, combien il est facile de supporter d'assez fortes doses d'acide arsénieux, quand le cerveau est sous l'empire d'un état d'irritation ou d'excitation faisant craindre l'hémorrhagie cérébrale.

A l'époque où j'adressai un Mémoire aux Académies, je ne connaissais pas les savantes et laborieuses recherches, faites, il y a une vingtaine d'années, par MM. Martin-Solon et Debout, sur l'absorption de l'acide arsénieux pris à jeun et aux repas, et les résultats chimiques obtenus par M. Chevallier, qui constata que la plus grande partie du sel arsénieux passait par les garde-robes, avec les débris alimentaires. Jusqu'en l'année 1852, je me servis de la solution, très-infidèle, préparée avec de l'eau bouillante seulement, mais qui laissait échapper une grande partie du sel métallique, sous forme de précipité s'attachant au verre de la bouteille, à mesure que l'eau se refroidissait. Ce ne fut qu'en cette année-là que j'appris que Quevenne avait découvert que le carbonate de soude, joint à la solution arsénieuse, constitue, sous la forme d'*arséniate de soude*, un sel aussi soluble que possible. Le médicament devenait ainsi plus assimilable, et ce fut la raison principale qui me détermina à l'employer au moment des repas.

Mais c'est assez insister sur les généralités. Pour rendre complète la démonstration que je me suis proposé de faire, il me reste à présenter des faits. En thérapeutique, ils ont une grande puissance et, plus efficaces que mes raisonnements, ils sauront, je l'espère, entraîner la conviction des lecteurs. Je me hâte d'y arriver.

Nous dirons d'abord comment nous avons été conduit à employer l'acide arsénieux dans le traitement des congestions apoplectiques.

En 1849, Grenney, mulâtre de l'île de la Réunion, âgé de 61 ans, entra à l'hôpital de Honfleur, sous le poids d'une dyspnée effrayante, occasionnée par une hypertrophie du cœur, ancienne et très-avancée, qui avait encore été aggravée par les angoisses d'un naufrage, auquel ce marin venait d'échapper. — Pouls à peine sensible, — extrémités froides, — tout faisant présumer une mort prochaine.

Je venais de lire quelques-uns des ouvrages de Rognetta, et je saisis l'occasion pour essayer de l'acide arsénieux, médicament si préconisé par l'école ita-

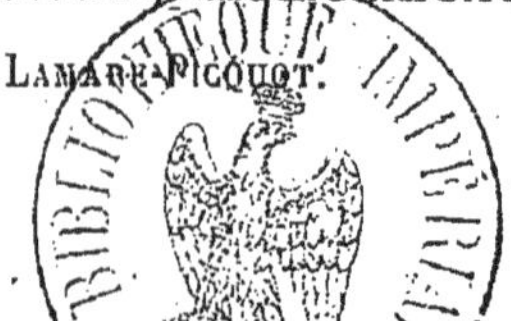

lienne, dans certaines subinflammations. Je l'administrai à la dose de 6 milligrammes, dans une potion de 125 grammes.

Après trois jours de l'usage non interrompu de ce médicament, la phlegmasie subaiguë du cœur s'atténua. Le huitième jour, je commençai à donner du bouillon, puis des aliments légers, tout en continuant l'usage de l'acide arsénieux.

Quarante jours après son entrée à l'hôpital, Grenney pouvait faire de l'exercice modéré. L'affection du cœur avait repris le caractère qu'elle revêtait avant le naufrage. La dose de l'acide arsénieux avait été élevée successivement jusqu'à 10 milligrammes. — Pendant six mois, le même traitement fut continué, en laissant reposer l'organisme de temps en temps.

En 1850, Grenney vivait aisément avec une hypertrophie du cœur avancée, et il s'embarqua pour retourner dans sa patrie.

Ce fut après avoir observé la puissante action de l'acide arsénieux sur Grenney, que je pensai à faire usage pour moi-même de cet hyposthénisant.

Voici l'observation qui m'est personnelle et dans laquelle les phénomènes qu'il s'agit de mettre en lumière, ont trouvé un moyen certain d'appréciation, puisque je les étudiai avec l'attention la plus scrupuleuse.

Observation I. — En 1845, j'avais éprouvé quelques contrariétés qui m'avaient vivement impressionné. Sous l'empire de ces circonstances, je ressentais fréquemment de la pesanteur de tête et une sorte de constriction analogue à celle d'une calotte étroite. J'avais alors 56 ans, une constitution robuste et un tempérament à prédominance sanguine; je ne faisais aucun excès.

Le 29 *octobre*, je me fis faire une saignée du bras de 700 grammes; je fis placer la cuvette bien couverte, dans un lieu frais, pendant deux jours : après ce temps je constatai que le cruor était dans la proportion de 68 et le sérum de 32 p. 100, condition donnant la mesure d'une extrême richesse de globules.

Pendant quelque temps, j'éprouvai du soulagement; mais au commencement de 1846, je ressentis, de nouveau, quelques accidents, moins prononcés, qui me déterminèrent à faire faire une nouvelle saignée de 400 grammes. Cette fois, le cruor était dans la proportion de 61 p. 100 contre 39 p. 100 de sérum. Le mieux survint encore après cette saignée.

Je croyais être débarrassé de cette sorte d'impulsion du sang vers le cerveau, quand, au mois d'*avril* 1846, je me sentis sous l'empire d'une excitation morale qui me portait, plus que de coutume, à l'impatience : la tête ne souffrait pas. — Le 22 de ce mois, étant sur le point de terminer une opération qui avait attiré toute mon attention, je fus pris, dans une salle de l'hôpital, d'une épistaxis considérable : je perdis *deux mille quatre cents grammes* de sang. — Après deux jours, je constatai que le cruor était dans la proportion de 61 p. 100.

Pendant quelques jours, je restai affaibli en continuant de perdre, de temps en temps, un peu de sang par le nez. Mais je repris bientôt mes habitudes accoutumées; je faisais beaucoup d'exercice à pied.

Depuis cette épistaxis, je m'étais imposé un régime alimentaire végétal très-sévère; eau pure pour boisson.

Nonobstant ces rigueurs, je ressentis, dans les derniers jours de mai, du malaise à la tête : une ventouse scarifiée, appliquée à la nuque, fournit 60 grammes de sang, qui donna pour produit, après deux jours de repos, 56 p. 100 de cruor.

Pendant quelque temps, je fus tranquille; mais le 29 *juillet* suivant, mêmes symptômes de congestion cérébrale. Saignée de 400 grammes qui donne pour résultat 68 p. 100 de cruor.

Toujours soumis au régime le plus austère, je gagnai, sans encombre, le mois d'octobre. A cette époque, nouveaux phénomènes de souffrance cérébrale. — Saignée de 600 grammes qui donne à l'examen 66 p. 100 de cruor.

En *novembre*, je ressentis encore de l'impulsion à la tête. — Saignée de 800 grammes, donnant pour résultat 63 p. 100 de cruor.

Je dois faire observer que chaque fois que l'état congestif cérébral se manifestait, la locomotion devenait lourde et fatigante. Aussitôt après la saignée, je reprenais mon agilité naturelle, sans éprouver la moindre fatigue.

Jusqu'au mois de *mars* 1847, je n'avais ressenti rien de sérieux, quand, le 6 de ce mois, une saignée de 500 grammes fut nécessitée par des constrictions au pourtour de la tête. — Elle eut pour caractère remarquable de fournir 75 p. 100 de cruor, contre 25 p. 100 de sérum.

Après cette saignée, je ne me sentis pas soulagé comme de coutume et, le 18 mars, j'en fis faire une nouvelle de 600 grammes, dont le cruor était réduit à 59 p. 100.

Le restant de l'année 1847 fut passable. J'étais toujours soumis au régime alimentaire herbacé et à l'usage des fruits en abondance.

En 1848, au mois de *février*, je fus atteint d'une pleurite aiguë, avec accidents cérébraux secondaires. Cette affection suraiguë céda à trois saignées faites presque coup sur coup, les 18, 19 et 20 février. — Le sang était remarquablement couenneux. — La convalescence fut très-rapide.

Jusqu'au mois de *mai* 1848, je n'éprouvai que peu de phénomènes cérébraux; mais, le 23, les symptômes parurent, tout à coup, fort pressants. Saignée de 700 grammes donnant pour résultat 60 p. 100 de cruor.

Le 30 *mai*, ne ressentant aucun avantage de la saignée du 23, j'en exigeai une nouvelle de 600 grammes. Cette fois, au lieu de trouver une diminution quelconque dans la surabondance des globules, j'eus pour résultat 69 p. 100 de cruor et 31 p. 100 de sérum.

Le 6 *juin*, ventouses scarifiées à la nuque, 200 grammes de sang : 51 p. 100 de cruor et 49 p. 100 de sérum.

A la suite de ces saignées répétées, je me trouvais très-bien et je commençais à espérer de voir cesser l'état congestif cérébral, qui menaçait si puissamment mon existence. J'attribuai le mieux que j'éprouvais à l'usage du bicarbonate de soude, que je prenais à haute dose, depuis près de 2 mois. Mais le 28 *juillet*, quelques signes congestifs se reproduisirent. — Ventouse scarifiée de 70 grammes ; cruor, 60 p. 100.

Pendant le restant de l'été 1848, je fus encore saigné deux fois : la première saignée donna pour résultat 62 p. 100 de cruor, et la deuxième saignée 58 p. 100.

Au mois de *novembre*, nouveaux accidents, moins graves. — Saignée de 600 grammes et 56 p. 100 de cruor.

Le 27 *janvier* 1849, je ressentis une grande pesanteur de tête, avec une sorte de torpeur de l'intelligence ; fatigue au moindre exercice. J'exigeai encore une large saignée de 1000 grammes, qui encore donna pour résultat 63 p. 100 de cruor.

Dans le mois de *mars*, nouveaux accidents : le 14, saignée de 600 grammes qui donne pour résultat 69 p. 100 de cruor.

Cette fois, j'en fus à désespérer de la valeur des saignées.

Depuis le mois d'octobre 1845, jusqu'au 14 mars 1849, 16 saignées avaient été faites durant ces 41 mois, non comprises celles nécessitées par la pleurite aiguë, et je n'obtenais aucun soulagement durable.

A cette même époque de 1849, je venais de constater, chez le mulâtre Grenney, l'heureux effet de l'acide arsénieux. Il me vint à l'idée de me servir de ce médicament.

Le 23 *mars* 1849, j'en commençai l'usage, en solution : 5 milligrammes au déjeuner et 5 milligrammes au dîner, dans l'eau que je buvais au repas. — Je continuai à me soumettre au régime végétal le plus absolu, et quand j'en étais par trop fatigué, j'y ajoutais du poisson frais.

Pendant un mois, je pris exactement le médicament à la même dose, sans ressentir le moindre inconvénient dans l'acte de la digestion.

Le 3 *mai*, je me trouvais parfaitement bien et pourtant il y avait près de deux mois que je n'avais été saigné. — Ce jour-là, je fis faire une petite saignée explorative de 100 grammes qui me donna pour résultat 52 p. 100 de cruor, et 48 p. 100 de sérum.

Ainsi, la sédation cérébrale était complétement acquise. Il me fallait conserver cette sorte de conquête, et je continuai de prendre la solution arsenicale aux repas. J'en portais souvent la dose à 16 milligrammes par jour. — De temps en temps, je suspendais l'emploi du médicament, pendant huit ou dix jours, puis j'y revenais, sans discontinuer, pendant quinze ou vingt jours. Le traitement dura aussi jusqu'au mois de novembre 1849.

A cette époque, je ressentis quelques accidents gastralgiques (faiblesse d'estomac — flatuosités) : je cessai de prendre la solution arsenicale et les symptômes nerveux cédèrent aussitôt. — Je revins plusieurs fois à l'usage de la solution arsenicale, afin d'étudier l'action de ce médicament sur l'estomac, et toujours les mêmes phénomènes nerveux se manifestèrent : ils cédaient avec la cessation de la solution. — Je réduisis la dose à 8 milligrammes par jour, et jamais, à cette dose, je n'éprouvai la moindre sensation à l'estomac.

Il devint alors pour moi de la plus grande évidence que la tolérance de l'acide arsénieux s'établit d'autant mieux qu'il existe une sorte de condition ou diathèse phlegmasique; mais aussitôt que l'état diathésique disparaît, l'estomac devient plus sensible à l'action directe du médicament. Il en est ainsi pour l'emploi du tartre stibié à haute dose, dans les phlegmasies pulmonaires.

Après le mois de novembre 1849, j'avais repris mes habitudes ordinaires, comme avant 1845. Je pouvais manger des viandes noires et même boire un verre de vin, ce qui ne m'était pas arrivé depuis plus de quatre ans.

Jusqu'au mois de mars 1850, je n'éprouvai aucun symptôme d'excitation cérébrale ; mais, à cette époque, je ressentis à la tête quelques-uns de ces phénomènes fugaces, qui m'avaient toujours indiqué qu'un état congestif se préparait. — Une saignée d'exploration de 90 grammes m'ayant donné pour résultat 58 p. 100 de cruor, je me remis à l'usage de la solution d'acide arsénieux ; je continuai ce traitement jusqu'au mois de mai, sans toutefois revenir au régime herbacé : seulement je composais mes repas de viande, de légumes et de fruits : eau pour boisson.

Dans le mois de *juillet* 1850, je jouissais de la meilleure santé possible. Je cessai l'usage de la solution arsenicale. Les chaleurs de l'été et un régime substantiel n'altérèrent pas le bien que j'éprouvais.

J'ai cru devoir reproduire *in extenso* cette observation, recueillie par moi avec le plus grand soin, en suivant pas à pas les phases de la maladie ; j'ai insisté sur les détails parce que, si puérils qu'ils puissent sembler, l'importance du sujet ne me permet pas de les abréger.

Pendant plus de trois années, j'avais vécu sous la menace incessante d'une attaque d'apoplexie ou d'une phlegmasie cérébrale. L'usage méthodique de l'acide arsénieux, dont je me saturai pendant plus de neuf mois, mit fin à ces accidents si graves.

Depuis 1850 jusqu'à ce jour (décembre 1855), je n'ai pas pris un atome d'acide arsénieux. Je me nourris avec tous les aliments ordinaires ; je bois du vin très-modérément, et ma santé est excellente malgré les années qui se sont accumulées et que je porte très-lestement.

Observation II. — M. Wray (1), capitaine de vaisseau de la marine royale d'Angleterre, habitait Honfleur depuis 1829. Il fut atteint, en 1849, de vertiges avec *raptus sanguinis*,

(1) J'ai obtenu l'autorisation de citer les noms propres.

bourdonnements d'oreilles et autres symptômes de congestion apoplectique. Agé alors de 65 ans, M. Wray, d'un tempérament sanguin très-prononcé, fut soumis à l'usage de l'acide arsénieux, à la dose de 6 milligrammes, en deux fois, et continué pendant près de cinq mois en deux périodes. Les accidents congestifs du cerveau disparurent sans retour.

M. Wray a atteint présentement (janvier 1860) sa soixante-quinzième année, et sa vieillesse n'est troublée que par quelques accès de goutte.

Observation III. — (Je me suis fait une sorte de devoir de donner, avec quelques détails, l'observation qu'on va lire, à cause de chaque petit enseignement qu'on y trouve et parce que je me suis trouvé en grande opposition avec un très-savant médecin, qui avait été mon maître et pour lequel je n'ai cessé d'avoir la plus haute estime. J'ai désiré que chacun pût apprécier la valeur des faits : j'ai voulu qu'on pût voir la maladie comme je l'ai vue moi-même, suivre la marche des principaux symptômes qu'il était nécessaire de combattre et, en dernier résultat, constater que, si la guérison absolue n'a pas été obtenue, cela ne tenait pas à l'impuissance du remède, mais à l'insuffisance et à l'inexactitude de son application.)

Madame Lacoudrais, âgée de 57 ans, avait cessé d'être menstruée à 42 ans. Jusqu'à cette époque, cette dame, irrégulièrement réglée et n'ayant jamais eu d'enfants, avait tous les caractères physiques de la prédominance sanguine. Son père avait été frappé d'une apoplexie foudroyante.

Depuis l'année 1848, des signes de congestion cérébrale se manifestèrent assez fréquemment, avec un caractère évident de compression : tout cela cédait à une saignée faite de loin en loin.

Madame L... habitait Paris depuis six mois, avec son mari, riche négociant de Honfleur, affligé d'une cécité, devenue complète et pour laquelle il a été en rapport avec tous les médecins les plus remarquables de Paris pendant plus de 20 ans. — Dans le mois de mars 1850, madame L... ressentit beaucoup de gêne à la tête, des vertiges et de l'engourdissement dans les membres du côté droit. Quelquefois il lui semblait, en marchant que le sol était mou. Jusqu'alors aucun phénomène n'avait porté à penser que, chez cette dame, il existât un principe d'affection spinale.

Plusieurs médecins des plus distingués furent appelés et entre autres Récamier et M. Cruveilhier.

Ici je copie leur opinion écrite.

« Prenant en considération l'état du sang riche et couen-
« neux, tiré le 27 mars ; l'engourdissement habituel et la fai-
« blesse des membres du côté droit ; une sorte de gêne ou
« contracture de la main, nous diagnostiquons une phleg-
« masie subaiguë du cerveau, dont le siége est dans les mem-
« brünes, et nous conseillons :

— « Infusion d'arnica. — Bains de pieds sinapisés et réfrigé-
« rants à 20° R. sur la tête pendant leur action. — Frictions al-
« cooliques et ammoniacales sur l'épine dorsale et les membres
« du côté droit. — Infusion de valériane et de quinquina rouge
« avant le repas. — Pilules aloétiques. — Repas léger, modé-
« rément substantiels. — Eau alcaline pour boisson. — Ventou-
« ses sèches, tous les mois, sur la région dorsale. — Tous les
« trois mois une saignée du bras, si l'état du pouls l'indique.
« — Purgatifs salins, pour remplacer la saignée générale. —
« Exercice modéré et marcher lentement. — Entretenir un
« exutoire à un des membres du côté gauche. — Éviter toute
« émotion vive, toute contention d'esprit et même les con-
« versations animées et prolongées. »

Pendant quarante jours, madame L... exécuta fidèlement ces prescriptions, sous la direction de Récamier, son médecin ordinaire, sans ressentir d'amélioration notable.

Madame L... est renvoyée à Honfleur dans le mois de mai, à cause de la température très-élevée à Paris.

Médecin de la famille, depuis plus de vingt ans et ami intime de M. L..., celui-ci n'était pas resté étranger à la maladie que j'avais ressentie moi-même et qui avait quelque analogie avec celle de sa femme. Il n'ignorait pas par quel moyen je m'en étais débarrassé, après une résistance de plus de trois années au traitement antiphlogistique le plus énergique ; mais M. L... avait la plus grande appréhension de l'emploi de l'acide arsénieux. Il me pria de lui remettre une note détaillée sur le traitement que je m'étais appliqué, afin de la soumettre à des médecins qui pourraient le rassurer sur l'innocuité de l'arsenic, pris comme médicament. Ma note, contenant la substance de l'observation I, fut mise sous les yeux de Récamier, qui jeta de hauts cris contre l'emploi de l'acide arsénieux.

Cependant cette dame n'éprouvait aucune amélioration des dérivatifs et des révulsifs. On se détermina, le 14 mai 1850, à commencer la médication arsénieuse, en tâtant le terrain avec la plus grande précaution. Ainsi, la première dose fut de 2 milligrammes, à chaque repas du matin et du soir, et on les diluait dans trois verres d'eau légèrement rougie.

Je dois faire observer que le mot *arsenic* avait mis en révolte l'esprit de madame L... ; aussi faisait-elle usage du médicament à son insu.

Après quelques jours de l'emploi de cette médication, comme il ne se manifestait aucun phénomène reprochable, M. L... fit successivement augmenter la dose du médicament, et le 26 juin, madame L... en prenait 4 milligrammes le matin et autant le soir : à cette époque, madame L... se trouvait mieux.

Je fis suspendre le traitement pendant trois jours, et il fut repris le 3 juillet, en recommençant par les plus petites doses.

Dans ce mois de juillet, madame L... abusa de l'usage des fruits rouges, du melon et du lait caillé : le 27, survinrent des accidents de gastralgie. Tout naturellement, M. L... qui n'était pas complétement revenu de ses préventions, corroborées par l'opinion de Récamier, accusa le traitement arsénieux.

Cette gastralgie dura deux mois, et, pendant ce laps de temps, madame L... ne ressentit aucun phénomène cérébral. En octobre, les digestions redevinrent faciles, et tout le monde, opposé au traitement arsenical, fut rassuré.

Jusqu'au mois de *février* 1851, madame L... fut parfaitement bien. M. L..., moins inquiet sur les prétendus inconvénients de l'acide arsénieux, en faisait prendre un milligramme, par jour, à madame, sans me parler de cette initiative.

Le 4 *avril* 1851, madame L... revint au traitement primitif et le continua pendant tout le mois. En mai, il n'apparut aucun accident cérébral : on cessa la médication arsenicale.

Au mois de septembre suivant, malgré l'avertissement reçu en 1850, madame L... fit encore usage abusif des fruits d'été, et la gastralgie revint au galop. Cette fois, il n'y eut pas lieu d'accuser le traitement arsenical : on l'avait cessé en mai.

Jusqu'au mois de *mai* 1854, madame L... n'avait ressenti que quelques traces d'accidents cérébraux et n'avait plus fait usage de la solution arsenicale.

Le 24 *juin* de la même année, cette dame fut prise de vertiges très-prononcés, de sensation de compression aux tempes, de fourmillement sous le pied droit : pouls gros, fréquent et un peu dur. — Saignée de 600 grammes : — 350 grammes de cruor, ou 58,33 p. 100 et 250 grammes de sérum, ou 41,66 p. 100.

La médication arsenicale fut reprise matin et soir, en commençant, comme la première fois, par les plus faibles doses, que l'on continua pendant dix jours ; on augmenta successivement jusqu'à 6 milligrammes, en deux fois, et ce traitement fut continué jusqu'au 20 juillet.

Le 4 *août*, après 15 jours d'interruption du traitement arsenical, retour de la gastralgie, survenant encore après avoir mangé des cerises. Cette affection nerveuse troubla les digestions pendant une vingtaine de jours.

Durant l'automne, madame L... ne ressentit que quelques légers malaises à la tête.

En *février* 1855, madame L... partit pour Paris, où elle resta jusqu'au mois de mai. Pendant ce séjour, M. L..., qui n'était pas encore guéri de ses craintes sur l'emploi de l'arsenic, me demanda de préciser les succès que j'avais obtenus, depuis 1850, par l'emploi de l'acide arsénieux contre les congestions cérébrales ou apoplectiques. Une note fut soumise à l'examen de MM. les docteurs Arnal, Menière, Rognetta et Maisonneuve. Tous furent d'avis de continuer ce médicament pour madame L... Ces médecins auraient dû inspirer à M. L... plus de tranquillité, car, dans leur opinion, on pouvait porter la dose de l'acide arsénieux jusqu'à 20 milligrammes par jour.

Le 25 *mai* 1855, après son retour de Paris, madame L... éprouva, au réveil, une nouvelle bourrasque caractérisée par une sensation de compression à la tête, engourdissement des membres du côté droit, fourmillement dans la main et sous le pied. — Pouls petit et concentré. — Saignée de 500 grammes, qui donne pour résultat 56 p. 100 de cruor. — Dès le lendemain, la médication arsenicale, discontinuée depuis le mois de juillet 1854, fut remise en usage, à la dose de 3 milligrammes, matin et soir, pendant huit jours ; puis 7 milligrammes en deux fois, durant les huit jours suivants ; enfin 4 milligrammes, matin et soir, jusqu'à la fin de juin 1855.

Pendant cet été de 1855, madame L... ne put résister au plaisir de manger des fraises et des cerises avec beaucoup de modération ; mais la gastralgie revint et dura jusqu'au mois d'août.

La tête fut tranquille jusqu'en janvier 1856 : point de traitement. Mais le 4 février suivant, signes de compression au cerveau. — Usage de l'acide arsénieux, en commençant par 2 milligrammes, matin et soir ; on arriva successivement à 10 milligrammes par jour ; mais il n'y eut ni régularité, ni continuation suffisamment prolongée du traitement, encore bien que madame L... connût la nature du traitement qu'elle suivait et n'en fût plus terrifiée.

Ainsi, chez madame L..., la médication arsenicale, employée avec une certaine mollesse et sans continuation suffisante, a procuré seulement de longues périodes de calme. Mais il n'est pas moins évident que la constitution pléthorique de cette dame et son âge de 63 ans prédisposaient à de nouveaux accidents congestifs, dont le germe n'était pas détruit.

Observation IV. — Madame De...., habitant Lisieux, où son mari était président du tribunal civil, vint me consulter, en mai 1851, pour des accidents cérébraux qui existaient, depuis que la menstruation était devenue irrégulière, et nécessitaient des saignées fréquentes, sans lesquelles, me disait cette dame, il lui semblait qu'elle perdrait violemment la vie, tant étaient pénibles les congestions au cerveau. Madame De...., âgée de 48 ans, avait un tempérament à prédominance sanguine très-prononcée, éprouvait un grand appétit qu'elle satisfaisait avec des viandes noires, préférées à toute autre alimentation; — aux repas, elle prenait une certaine quantité de vin, peu trempé d'eau.

Après une saignée faite dans un moment de grande gêne cérébrale, je reconnus un sang fort riche en globules : 70 p. 100 de cruor. Madame D... fut soumise à un régime alimentaire moins succulent : vin coupé avec trois quarts d'eau.

La médication arsenicale fut commencée immédiatement, à la dose de 10 milligrammes, en deux fois. — L'estomac, habituellement gastralgique, ne put tolérer cette dose : on la réduisit à 3 milligrammes à chaque repas, et alors la tolérance s'établit. Madame D..... en continua l'usage pendant deux mois et s'en trouva bien. Après ce temps, le traitement fut abandonné par la malade.

Chez madame D.... comme chez plusieurs autres personnes atteintes de congestions apoplectiques, j'ai observé que la surexcitation cérébrale réagissait sur l'organe digestif de manière à provoquer beaucoup d'appétit et à faire préférer les aliments les plus substantiels à tous autres.

Au mois de septembre de la même année 1851, reparurent

les douleurs cérébrales. — Saignée d'exploration qui donna pour résultat 68 p. 100 de cruor.

Madame Desmortreux reprit la médication arsenicale, la continua pendant deux mois, s'en trouva bien, et quand ce mieux fut reconquis, elle abandonna le traitement comme la première fois.

En octobre 1852, madame Desmortreux revint à Honfleur ; elle avait cessé le traitement arsenical depuis plus de dix mois et n'avait éprouvé aucune souffrance pendant longtemps ; mais, depuis une vingtaine de jours, les accidents congestifs avaient repris le caractère de violence comme avant l'emploi de la médication arsenicale. — Saignée de 500 grammes, qui donne pour résultat 355 grammes de cruor ou 71 p. 100, et 145 de sérum ou 29 p. 100.

Médication arsenicale reprise à la dose de 6 milligrammes, en deux fois ; on put élever rapidement la dose à 4 milligrammes à chaque repas. — Régime alimentaire plus sévère.

Après un mois de ce traitement, le mieux fut très-sensible. Madame Desmortreux le continua fort exactement jusqu'au mois de février 1853 ; mais alors, se trouvant bien, elle le cessa.

En juillet de la même année 1853, retour de quelques symptômes beaucoup moins prononcés que précédemment. — Saignée d'exploration qui donne 60 p. 100 de cruor. — Traitement ordinaire à la dose de 3 milligrammes à chaque repas. — Madame Desmortreux promet de le continuer sans interruption autant qu'il sera nécessaire : il est effectivement suivi jusqu'au mois de décembre 1853.

A partir de cette époque, la quiétude du cerveau s'est complétement établie chez madame Desmortreux, qui n'a plus fait usage de l'acide arsénieux. — Les règles ont disparu en 1854.

Madame Desmortreux n'éprouve plus aucun des accidents qui préoccupaient tant son existence (novembre 1855).

Observation V. — Madame Saint-Ignace, religieuse du couvent des Augustines, à Honfleur, âgée de 39 ans, bien réglée, d'une constitution robuste et pléthorique, éprouvait depuis près de deux ans, de violentes douleurs à la tête, des vertiges, des bourdonnements dans les oreilles : on l'avait saignée plusieurs fois et toujours elle en avait ressenti un grand soulagement.

En février 1850, nouvelle saignée ; le sang est fort riche en globules : 60 p. 100 de cruor.

Cette dame fut soumise à l'usage de l'acide arsénieux, à la dose de 6 milligrammes en deux fois ; continué pendant deux mois, ce traitement la soulagea beaucoup et fut abandonné.

En janvier 1851, retour des accidents du cerveau : saignée du bras qui donne pour résultat 59 p. 100 de cruor.

Le traitement arsenical est repris ; on le continue pendant deux mois, et la dose est portée successivement jusqu'à 10 milligrammes, en deux fois. — Madame Saint-Ignace éprouve quelques coliques et les attribue à l'usage de l'acide arsénieux ; elle supprime le traitement à mon insu.

Le 4 septembre, les accidents congestifs se reproduisent. Le traitement arsenical est de nouveau invoqué, à la dose de 6 milligrammes en deux fois, sans faire ressentir le moindre trouble dans le tube digestif. Le mieux survient, comme de coutume, et, à cause même du bien obtenu, on supprime le traitement, toujours à mon insu.

En mai 1852, retour des désordres à la tête. Alors on me fait l'aveu du peu d'exactitude que l'on a mis dans l'exécution de mes prescriptions.

Le traitement fut repris et continué régulièrement pendant deux mois, puis on le cessa, encore sans m'en parler. Le mieux ressenti dura jusqu'au mois de septembre 1853 ; mais alors surviennent des accidents cérébraux très-graves : une saignée d'exploration donne pour résultat 78 p. 100 de cruor.

L'acide arsénieux est donné à la dose de 10 milligrammes, en deux fois, et ce traitement est suivi scrupuleusement jusqu'à la fin de l'année. Madame Saint-Ignace se trouvant bien, on suspend le traitement.

En mars 1854, quelques phénomènes congestifs sans gravité. La médication à 10 milligrammes est reprise et continuée jusqu'en juin, puis on l'interrompt pendant un mois, et le traitement est ensuite repris, à la dose de 6 milligrammes, jusqu'au mois de septembre. A cette époque, une petite saignée d'exploration fournit 53 p. 100 de cruor. Madame Saint-Ignace cesse de prendre la solution arsénieuse par mon conseil.

Dans le mois de mai 1855, nouvelle congestion peu grave. On revient au traitement à la dose de 6 milligrammes. En septembre cette dame va bien. Jusqu'en mars 1856, madame Saint-Ignace ne se plaint d'aucun malaise; à cette époque, il survient quelques douleurs de tête; les règles diminuent et sont irrégulières: madame Saint-Ignace revient au traitement, à la dose de 4 milligrammes. Le désordre de la menstruation continue pendant l'année 1857, sans plus faire éprouver vers la tête des accidents sympathiques. Les congestions cérébrales, quoique rares et sans gravité, reviennent parfois. Madame Saint-Ignace, qui a acquis une certaine expérience, revient d'elle-même à l'usage de l'acide arsénieux et se maintient ainsi dans un excellent état de santé.

Observation VI. — M. Huet, courtier maritime, à Honfleur, âgé de 59 ans, très-obèse, ayant ce qu'on appelle une constitution apoplectique, ressentait, presque tous les jours après son dîner, des vertiges et des serrements à la tête, qui lui faisaient appréhender de finir par l'apoplexie.

M. Huet fut soumis à la médication arsenicale en 1852; le traitement fut continué pendant un an, avec beaucoup d'exactitude, à la dose de 4 milligrammes.

En 1854, M. Huet avait recouvré une parfaite santé: il n'a jamais été saigné.

Aujourd'hui (1856), M. Huet n'éprouve aucun signe de congestion cérébrale.

Observation VII. — M. Delgorgue, juge au tribunal de commerce de Honfleur, fut atteint, en 1852, de vertiges: il était âgé de 56 ans, chargé d'embonpoint, avait le cou court et une constitution très-robuste. M. Delgorgue craignait l'apoplexie.

Pendant six mois il fut soumis à l'usage de l'acide arsénieux, sans interruption.

En 1853, M. Delgorgue n'éprouvait plus d'accidents au cerveau. Il suspendit son traitement pendant deux mois, puis il y revint et le continua durant trois ou quatre mois.

1856. — M. Delgorgue se porte parfaitement bien : de temps en temps, il revient, de son chef, au traitement arsenical, et le continue pendant un ou deux mois.

Observation VIII. — M. Normand, peintre en bâtiments à Honfleur, âgé de 69 ans, atteint depuis longtemps d'une hypertrophie du cœur, qui ne progresse plus, éprouvait fréquemment des accès de dyspnée, d'autres fois des vertiges et autres signes de congestion cérébrale, si fréquents chez les individus qui portent une hypertrophie.

En avril 1852, les accidents apoplectiques prirent plus de gravité. — Saignée de 250 grammes, qui donne 63 p. 100 de cruor. — Traitement par l'acide arsénieux, continué pendant quatre mois. — Le malade s'en trouve bien : la respiration était devenue plus facile. La médication arsenicale fut continuée encore deux mois, puis on la cessa.

En avril 1853, nouveaux accidents du cerveau : saignée de 225 grammes, donnant pour résultat 62 p. 100 de cruor. — M. Normand reprend la médication arsenicale et la continue pendant cinq mois.

L'acide arsénieux n'a pas seulement fait disparaître les congestions cérébrales, il a enrayé l'hypertrophie du cœur. Aujourd'hui (1855), M. Normand peut gravir des pentes rapides, sans souffrir, à la condition de marcher lentement : cet exercice lui était impossible, avant l'usage de l'acide arsénieux.

Observation IX. — Madame Saint-Alexis, religieuse augustine de la communauté de Honfleur, d'une petite taille, d'un tempérament sanguin, âgée de 44 ans, éprouvait depuis la cessation des règles, des accidents cérébraux, répétés fréquemment. Elle se faisait saigner plusieurs fois par an, depuis 1849; chaque fois elle ressentait du mieux, mais c'était toujours à recommencer.

Au mois de novembre 1854, les accidents devinrent plus pressants: vertiges, douleurs de tête, engourdissement des membres; signes ordinaires aux congestions des membranes du cerveau. — Saignée qui donne pour résultat 56 p. 100 de cruor.

Madame Saint-Alexis fut soumise au traitement arsenical et s'en trouva bien : il fut promptement délaissé, parce que la malade disait ne plus souffrir.

En septembre 1855, retour de quelques accidents : saignée d'exploration qui donne 56 p. 100 de cruor. — Médication arsenicale pendant un mois. — Madame Saint-Alexis se croit guérie et abandonne le traitement à mon insu.

Les symptômes de congestion cérébrale ont reparu en février 1856. — Madame Saint-Alexis a repris le traitement arsenical, s'en trouve bien et, malgré sa bonne santé actuelle, promet de le continuer jusqu'à ce que je lui conseille de le cesser.

Cette dame fut docile au conseil. Depuis le mois de novembre 1856, elle n'a plus fait usage de la solution arsénieuse et est complétement guérie des accidents congestifs qu'elle éprouvait (juin 1858).

Observation X. — M. Pains, juge de paix à Beusseville (Eure), âgé de 63 ans, éprouvait, depuis plusieurs années, des vertiges et du trouble cérébral qui lui faisaient redouter une attaque d'apoplexie ; les évacuants et le régime sévère ne l'avaient pas soulagé.

M. Pains vint me consulter en mars 1855. Il fut soumis à la médication arsenicale, à la dose de 4 milligrammes, puis 6 milligrammes en deux fois. Ce traitement fut continué pendant près de cinq mois.

J'ai revu M. Pains, en mars 1856 ; il n'a plus éprouvé d'accidents cérébraux et, à la moindre apparence de retour, il est tout prêt à recommencer l'usage du moyen qui l'en a débarrassé.

Observation XI. — M. Lecarbonnier, courtier maritime à Honfleur, avait éprouvé, à l'âge de 45 ans, des accidents du cerveau caractérisés par Deleau : *congestions cérébrales, avec paralysie du nerf auditif gauche.*

En 1850, M. Lecarbonnier, ayant alors 50 ans, ressentit de nouveaux phénomènes qui lui firent craindre de devenir complétement sourd. Pendant deux ans, ces congestions, qui se répétaient assez souvent, furent combattues par des ventouses scarifiées et des purgatifs, moyens qui soulageaient le malade, mais ne le guérissaient pas. — La marche devint mal assurée, le malade croyait marcher parfois sur du coton ; la vessie ne se vidait jamais ; la tête était en même temps le siége de douleurs vives et profondes.

Le professeur Roux fut consulté, en décembre 1851, et diagnostiqua une affection spinale : il conseilla des cautères à la région lombaire et l'emploi fréquemment répété de la sonde.

M. Lecarbonnier avait beaucoup de répugnance pour l'emploi des cautères. Avant d'en venir à ce moyen je lui conseillai d'essayer de la médication arsenicale, continuée fort longtemps.

Le traitement fut commencé, en mars 1832, à la dose de 6 milligrammes, en deux fois, et continué pendant six mois.

M. Lecarbonnier se trouva mieux : il fit alors, de temps en temps, des poses de deux mois, puis il reprenait le traitement arsenical et le continauit pendant trois ou quatre mois.

Encouragé par l'amélioration qu'il éprouvait, M. Lecarbonnier continua la même médication pendant les années 1853 et 1854, faisant toujours quelque temps de repos. Il n'a jamais discontinué de vider la vessie, avec la sonde, plusieurs fois dans la journée et au moins une fois dans le courant de la nuit.

Les vertiges et les douleurs de tête devinrent successivement plus rares. — La titubation pendant la marche diminua beaucoup, et la sensation d'un sol mou comme du coton devint aussi moins appréciable.

Aujourd'hui (décembre 1855), M. Lecarbonnier est toujours obligé de se servir de la sonde, la nuit seulement : mais les accidents cérébraux ont complétement disparu. Il ne lui reste, de l'affection spinale, qu'une très-légère sensation sous un pied, qu'il est même obligé d'étudier par certaines positions du membre, afin de s'assurer qu'elle existe encore.

Ainsi, la médication arsenicale a fait cesser d'abord les accidents cérébraux, qui menaçaient de nouveaux troubles organiques. — L'affection spinale est atténuée tellement que la marche est devenue régulière et qu'il n'y a d'autre trace de cette maladie, si difficile à déloger, que le trouble fonctionnel de la vessie.

M. Lecarbonnier n'est jamais trois mois sans reprendre, pour quelque temps, l'usage de l'acide arsénieux, dont la dose n'a pas dépassé 6 milligrammes.

Observation XII. — Le 5 janvier 1856, on apporte à l'hôpital de Honfleur le nommé Déjazet, se disant frère de notre célèbre artiste.

Déjazet est âgé de 38 ans ; il a fait un usage excessif de liqueurs fortes.

A ma visite, je trouve ce malade sans connaissance, il est frappé d'une hémiplégie du côté droit, avec une distorsion considérable de la bouche. — L'hémorrhagie cérébrale avait eu lieu le 4, après un excès de boisson.

Plusieurs petites saignées, en trois jours. — Le sang de la première saignée donne 80 p. 100 de cruor.

Après quelques jours de l'usage des évacuants et de la limonade stibiée, Déjazet reprend connaissance et me raconte ses excès.

Le 10 janvier, il est soumis au traitement arsenical, qu'il tolère très-bien à la dose de 15 milligrammes en trois fois. — Le 15, la dose est élevée à 20 milligrammes.

Le 5 février, D... va fort bien : il commence à se servir des membres qui avaient été frappés de paralysie, — une saignée d'exploration donne pour résultat 54 p. 100 de cruor. — Continuation de la médication à la dose de 15 milligrammes; régime alimentaire léger.

Le 11 février, D... me dit que la vie de l'hôpital ne lui va pas, en temps de carnaval. Je fus forcé de lui accorder sa sortie pour le lendemain. Il commençait à marcher et à se servir du bras; la torsion de la bouche était toujours très-prononcée. La guérison de D... sera-t-elle durable avec ses habitudes (1)?

Observation XIII. — Madame veuve Thylloye, demeurant à Honfleur: complexion grêle; 62 ans. — Depuis près de deux ans, elle éprouvait des congestions cérébrales caractérisées par des bourdonnements d'oreilles, — vertiges, — sommeil fatigant, engourdissements dans les membres du côté droit. Elle n'avait jamais été saignée et craignait cette opération.

Soumise, en 1844, à l'usage de la solution arsénieuse, à la dose de 6 milligrammes, en deux fois, les atteintes congestives devinrent successivement plus faibles et n'ont plus reparu. Elle avait continué, sans interruption, pendant six mois l'usage du médicament (1858).

Observation XIV. — La sœur Angélique, religieuse hospitalière de Honfleur, d'une constitution robuste, ayant tous les caractères physiques du tempérament sanguin très-prononcé, éprouva, à l'âge de 51 ans, des vertiges, des bourdonnements d'oreilles, *raptus sanguinis* fréquents, sensations de serrement au pourtour de la tête. Les règles avaient cessé, vers l'âge de 41 ans, sans orages. Les phénomènes congestifs duraient depuis plusieurs années; elle se faisait saigner de temps en temps, mais les congestions revenaient toujours.

(1) A la fin de l'année 1857, D. revint à l'hôpital pour une parotide avec un abcès énorme communiquant dans l'oreille interne et qui causa rapidement sa mort.

D. avait suivi les conseils qui lui avaient été donnés : il avait cessé de prendre des liqueurs fortes, qu'il avait remplacées par du vin. — Il était complétement guéri de son hémiplégie et avait repris ses travaux ordinaires : la bouche était restée à l'état de torsion.

En février 1856, je soumis cette religieuse à l'usage de la solution arsénieuse, à la dose de 6 milligrammes par jour, qui fut continuée sans interruption, pendant près de huit mois.

Tous les accidents cérébraux ont disparu : cette dame continue de jouir aujourd'hui d'une excellente santé (novembre 1859).

Observation XV. — Marie Hue, âgée de 67 ans, avait éprouvé en 1857 plusieurs congestions apoplectiques ; elle fut saignée chaque fois ; le sang, riche en globules, donnait 68 p. 100 de cruor. Elle se refusa à l'emploi de la médication arsenicale.

En 1858, nouvelle atteinte apoplectique, plus violente que les deux précédentes : ne voulant pas céder aux instances faites pour prendre la solution arsénieuse, on est parvenu à lui en donner, à son insu, deux fois par jour, dans la boisson de ses repas. Après huit mois de l'usage de ce moyen, que l'on a continué jusqu'en septembre dernier, Marie Hue ne ressent plus le moindre trouble à la tête (octobre 1859).

Observation XVI. — M. Lagarenne, propriétaire à Saint-Sauveur-la-Rivière, près Honfleur, fut atteint, dans le mois d'avril 1853, d'une attaque d'apoplexie grave : il avait alors 62 ans. Pendant sa jeunesse, M. Lagarenne avait abusé de tout, ne s'était pas ménagé durant l'âge de retour, qu'il avait passé en grande partie dans l'Amérique du Sud, d'où il était revenu dans un état de santé fort appauvrie.

La misère du pouls et de la constitution ne permettant pas de recourir à la saignée, la congestion apoplectique fut traitée par la limonade émétisée, les purgatifs salins et l'arnica. Échappé aux dangers de la situation, M. Lagarenne me dit qu'il en était à sa troisième attaque. J'avais reconnu déjà, dans mes visites, qu'il existait une hypertrophie du cœur avancée et dont l'origine remontait à une dizaine d'années.

Quand le malade fut mieux, je lui proposai de suivre un traitement par l'acide arsénieux, qui aurait le double avantage d'améliorer l'état du cœur, en enrayant l'hypertrophie, et de rendre les congestions apoplectiques beaucoup plus rares : la nature du médicament répugna au malade.

Peu de temps après, il survint de nouvelles congestions apoplectiques, moins graves que celle que j'avais observée, et des attaques de dyspnée, affreusement pénibles à supporter. Alors M. Lagarenne se rendit à mes instances.

Le traitement par l'acide arsénieux fut commencé en décembre 1855 et abandonné peu après. Ce ne fut que dans le courant de juin 1856 que la décision fut franchement prise pour recommencer le traitement. Depuis cette époque, les accès de dyspnée sont devenus de plus en plus rares et très-supportables ; les congestions apoplectiques n'avaient plus reparu, ce qui encouragea M. Lagarenne à venir en ville au commencement de l'année 1857 : il accepta plusieurs dîners et se laissa entraîner au plaisir de prendre du café, arrosé d'*un petit verre d'eau-de-vie*. Le résultat ne se fit pas attendre : le lendemain du deuxième dîner, M. Lagarenne, revenu chez lui, fut atteint d'une congestion apoplectique, avec perte complète de sentiment et de connaissance. — Quelques sangsues à l'anus, — limonade émétisée, — laxatifs, — réfrigérants sur la tête. — Il survint du mieux, et le malade se rétablit après une vingtaine de jours.

Alors la foi devint complète, et je fus maître de l'esprit et de la direction du pauvre malade. Il reprit la médication arsénieuse et ne la discontinua pas pendant le restant de l'année 1857 : la dose a toujours été de 6 milligrammes par jour.

Aujourd'hui (juin 1858), M. Lagarenne a atteint sa 67e année ; il va aussi bien que possible, avec une hypertrophie très-avancée qui ne progresse plus. Depuis plus d'un an, il n'a pas eu de congestion cérébrale sérieuse ; il a pu supporter assez gaillardement une pneumonie aiguë dans le printemps dernier ; elle fut traitée par l'émétique à haute dose unie à la digitale.

Observation XVII. — M. Pierre Duchemin, propriétaire à Trouville-sur-Mer, fut atteint, à l'âge de 53 ans, d'un hémorrhagie cérébrale, qui entraîna la paralysie de tout le côté gauche et fut suivie d'un grand désordre dans l'intelligence. — Il fut soigné par un médecin de la localité : saignées et purgatifs répétés; régime alimentaire léger. Deux autres attaques, moins fortes que la première, survinrent encore dans la même année 1853. Mêmes moyens de traitement, mais avec moins d'énergie.

M. Duchemin vint me consulter au commencement de l'année 1854. Il commençait alors à se servir du bras gauche, traînait la jambe du même côté et marchait avec peine, parlait difficilement, mais avec un peu de suite dans les idées. — Je conseillai la médication arsénieuse, à la dose de 8 milligrammes par jour, en deux fois. Le traitement fut ainsi continué jusqu'à la fin de l'année, avec beaucoup d'exactitude.

M. Duchemin vint me revoir au mois de février 1855. Une grande amélioration s'était opérée : le bras était presque libre, la marche assez facile, la parole aisée, et l'intelligence avait gagné beaucoup. — La dose de l'acide arsénieux fut portée à 12 milligrammes, en trois fois. Le régime alimentaire fut maintenu léger : au lieu de pain, il mangeait des pommes de terre, beaucoup de légumes tendres, du poisson et des fruits. — L'acide arsénieux fut bien toléré et continué pendant toute l'année.

En 1856, M. Duchemin avait encore progressé en mieux. — La médication fut continuée avec la recommandation de faire, tous les trois mois, une pose d'une vingtaine de jours. — En 1857, la dose de l'acide arsénieux fut réduite à 8 milligrammes, et on en suspendait l'usage un mois sur trois. M. Duchemin avait recouvré la plénitude de son intelligence, sa marche était libre et facile : il n'existait plus trace de la maladie.

Aujourd'hui (janvier 1859), M. Duchemin suit toujours le même traitement; il n'a changé son régime alimentaire qu'en y ajoutant des viandes blanches; il ne boit que de l'eau et rend une sorte de culte à l'acide arsénieux.

Observation XVIII. — M. Simon fils, de Vasouy, près Honfleur, âgé de 18 ans, d'une stature courte et fort robuste, avec un tempérament à prédominance sanguine, éprouva en 1853 une congestion cérébrale très-forte, sans convulsions, à la suite de laquelle ce jeune homme fut affecté d'un double strabisme. — Il fut saigné quatre fois en quinze jours, prit de l'émétique en lavage et des purgatifs répétés; ventouses scarifiées à la nuque et aux épaules. Le pouls ne fut pas ébranlé. — En 1854, M. Simon fut encore atteint d'une congestion cérébrale : même traitement par les saignées et les purgatifs salins.

En septembre 1855, nouvelle congestion. M. Simon fut soumis à l'usage de la solution arsénieuse, à la dose de 12 milligrammes en trois fois, et continua ce traitement jusqu'au mois d'août 1856. M. Simon se croit guéri et abandonne tout traitement. Pendant toute l'année 1857, il n'éprouva aucun trouble dans son état général. Les chaleurs printanières de 1858 disposèrent à quelques signes congestifs. M. Simon reprit vite l'usage de la solution arsénieuse, s'en trouva bien et continua pendant le restant de l'année : en 1859, il n'a plus rien ressenti.

Observation XIX. — M. Fisher, capitaine de vaisseau de la marine royale anglaise, demeure à Honfleur depuis le mois de décembre 1857; il est âgé de 44 ans, tempérament à prédominance sanguine très-prononcée. Dans le cours de cette année, il avait éprouvé en Angleterre deux congestions apoplectiques intenses.

Dans les premiers jours de janvier 1858, M. Fisher, en prenant un bain dont la température était exagérée (33° R.), fut tout à coup atteint d'une nouvelle congestion apoplectique grave. Il fut soumis à l'usage de la solution d'acide arsénieux, à la dose de 8 milligrammes, pendant près de quatre mois. Il a joui, depuis cette époque, de la meilleure santé possible. — Avant cette médication, M. Fisher éprouvait, presque tous les jours, des douleurs de tête; il était sujet à vomir le matin, avant son déjeuner. Ces deux phénomènes ont disparu.

OBSERVATION XX. — M. Gonindard, inspecteur de l'instruction primaire, est âgé de 59 ans, il est un peu obèse, et n'est coloré à la face qu'après le dîner. Il était habitué à faire deux bons repas et à prendre invariablement du café dans lequel il mettait une forte goutte d'eau-de-vie. Dès le mois d'octobre 1858, il avait ressenti des vertiges d'abord un peu persistants ; mais, une fois, cette sorte de malaise dura tout un jour. Se trouvant en tournée d'inspection à Honfleur, il fût atteint d'une congestion apoplectique intense, et voici comment il me décrivait ses sensations dans une note qu'il me remit en mars 1859.

« Le 10 décembre dernier, je commençai par éprouver « des troubles vertigineux, dont l'intensité alla en croissant, « durant un intervalle d'environ dix minutes, jusqu'à ce que « je perdisse la perception des objets extérieurs. Après quel- « ques moments, la connaissance me revint : je pus voir, « entendre et parler ; mes facultés intellectuelles n'avaient « éprouvé aucune atteinte ; mais je me trouvais dans un état « de prostration absolue. La tête me semblait être une voûte « de four où roulaient des tourbillons de vapeur et, pendant « ce temps, la vue, l'ouïe et la pensée y étaient comme « noyées. Quand la tête se dégagea, je ressentis vers le cœur « un afflux brûlant, qui amena une sorte de défaillance ; une « réaction se manifesta, le pouls prit de l'énergie. Je fus sai- « gné et j'éprouvai aussitôt un mieux sensible. »

Quand j'arrivai près de M. G..., je le trouvai dans un état de pâleur cadavérique et je craignais une mort prochaine. Après une saignée de 253 grammes, j'employai les évacuants salins et le tartre stibié à petite dose. Le 12 décembre, l'examen du sang me donna pour résultat 80 p. 100 de cruor : le 14, nouvelle saignée de 480 grammes, qui donna pour résultat 64 p. 100.

M. G... fut soumis à un régime alimentaire très-léger et commença l'usage de l'acide arsénieux à la dose de 7 milligrammes en trois fois. Il put retourner dans sa résidence, à Pont-l'Évêque, le 28 décembre. Le 6 et le 21 février, il éprouva encore quelques atteintes de congestion cérébrale.

Revenu à Honfleur le 23 mai 1859, M. G... me dit qu'il n'avait pas toujours été très-exact à prendre la solution arsénieuse : une petite saignée d'exploration de 36 grammes donna pour résultat 58 p. 100 de cruor. La marche croissante de l'amélioration était en rapport avec les éléments du sang.

M. Gonindard est présentement en fonction à la Flèche. Son état de santé s'est amélioré de plus en plus ; il continue l'usage de l'acide arsénieux, à la dose de 6 milligrammes, avec une grande exactitude ; il a repris celui du café, mais *la goutte* a été invariablement supprimée.

J'ai encore revu M. G..., pendant les vacances de septembre 1859. Son état ne laisse rien à désirer : mais j'ai insisté pour qu'il continuât l'usage de la solution, jusqu'à la fin de l'année, avant de commencer à faire des temps de repos de loin en loin.

Tels sont les faits qui, pour moi, établissent le point de départ, la cause première et en même temps la nature et la marche de l'apoplexie. Je pourrais encore en grouper plusieurs, non moins concluants, mais mon intention étant de convaincre et non de donner à mon travail une longueur inutile, j'ai pensé qu'il suffisait de citer les faits les plus saillants pour atteindre le but que je me suis proposé.

Un médecin d'un bien grand mérite m'a fait ces objections :

« 1° Vous avez toujours débuté par l'emploi de la « saignée dans le traitement de l'apoplexie : la cri« tique vous dira que vos malades ont bénéficié de « son action.

« 2° Vous pensez que l'acide arsénieux peut pré« server de l'apoplexie. — C'est éveiller une question « bien délicate et bien difficile que d'affirmer l'ac-

« tion prophylactique d'un médicament : comment « la démontrer?

1° Il vrai que, dans les cas graves, j'ai souvent débuté par une saignée de 200 ou 300 grammes et même 500 grammes. Dans ces circonstances, il me paraissait indispensable de remédier à l'état du sang, ou mieux de modifier promptement la composition de ses éléments, en augmentant le sérum. Ce résultat de la saignée, qui suit presque immédiatement son emploi, ne doit pas être négligé, surtout lorsqu'il n'y a pas encore d'hémorrhagie cérébrale. Mais, dans les cas moins intenses et depuis que l'expérimentation, répétée un grand nombre de fois, est venue fortifier ma confiance dans la puissante action de l'acide arsénieux, les saignées d'exploration m'ont paru moins nécessaires, et quand j'en ai fait, 15 ou 20 grammes de sang me suffisaient pour apprécier les rapports de ses éléments. Il est facile de reconnaître, à première vue, une nature très-pléthorique, et d'en établir la différence avec une constitution très-lymphatique, sur laquelle l'acide arsénieux ou la saignée pourrait exercer une influence nuisible. Quand un malade, prédisposé à l'apoplexie, a fait usage de l'acide arsénieux pendant une quarantaine de jours, l'état de calme du cerveau, le sentiment de bien-être général qu'il ressent, sont des conditions qui peuvent, en quelque sorte, suppléer à l'expérimentation de la saignée d'exploration. Cependant les présomptions ne valent pas des réalités ; elles ne peuvent parler autant à la conviction ni faire acquérir le degré de certitude que fournit l'examen d'une petite saignée. Or, 15 ou 20 grammes de sang, soustraits à la circulation générale, peuvent-ils exercer une influence soutenue, durable pendant plusieurs mois, dans le cas d'une congestion apoplectique active? Mais, je le redis, je ne me sers que fort rarement des saignées d'exploration, depuis l'année 1856.

2° « Comment démontrer l'action prophylactique de l'acide arsénieux? »

A cette question précise, je ne puis répondre que par des chiffres. Depuis plus de dix ans que j'emploie l'acide arsénieux dans le cas de congestion apoplectique, cet agent a constamment répondu à mon attente. J'en suis aujourd'hui au vingt-troisième fait de guérison, pour des cas prémitifs, et si, comme nombre de cas, j'y groupe les récidives advenues chez des sujets constitutionnellement prédisposés à des retours offensifs, le chiffre total sera de quarante-trois. Sur ce nombre de malades, il n'y a pas eu un seul fait de mort par apoplexie : tous ont été débarrassés des congestions cérébrales, qui menaçaient de les conduire jusqu'à la condition apoplectique. L'acide arsénieux, comme remède hyposthénisant très-puissant, a été le seul médicament que j'aie employé, avec les précautions et en doses indiquées. Mais comme il faut que l'homme sorte de la vie par une porte quelconque, je n'ai jamais essayé de cette médication chez les vieillards frappés d'apoplexie dans un âge extrême. Or, puisque la guérison des congestions apoplectiques a toujours suivi l'administration de ce médicament, je suis donc fondé à lui accorder une grande valeur dans l'histoire de la thérapeutique de l'apoplexie et à exprimer la pensée que le moyen qui guérit, en d'autres termes, qui met à l'abri d'une issue habituellement fatale, peut et doit préserver de la marche ascendante des accidents, quand ils commencent à se manifester sur des sujets prédisposés à l'apoplexie et qu'on les attaque dès leur origine. — Voudrait-on soutenir qu'il est plus rationnel, plus logique d'attribuer la généralité de ces guérisons au hasard, à la puissance bienfaitrice dite *vis medicatrix naturæ*, qu'à l'action de l'acide arsénieux ? C'est aux praticiens à se prononcer sur la question ; mais ne me serait-il point permis de dire avec Baglivi : *Qui bene judicat, bene sanat.*

Entre l'effet immédiat de la saignée et l'action de l'acide arsénieux, il y a une différence essentielle qu'il me paraît utile de mettre en parallèle.

La saignée diminue d'autant la portion de cruor ou de globules contenue dans la quantité de sang soustraite à la masse de la circulation ; mais l'organisme tend à remplir le vide, qui vient de se faire, par l'élément séreux. De là, le soulagement momentané qu'éprouve le malade et dont la durée est d'autant moindre que la cause, qui avait produit les phénomènes congestifs, continue d'exister, soit dans le sang, soit dans l'encéphale, et reproduira bientôt la prédominance globulaire. L'observation I démontre évidemment que les saignées, quel qu'en soit le nombre, n'empêchent pas le retour incessant des accidents cérébraux, se manifestant toujours en même temps que l'on constatait, dans le sang, la prédominance de l'élément cruorique.

L'acide arsénieux, par son action spéciale, modifie la cause qui rend les globules trop abondants dans les éléments du sang et tend à ramener à des proportions normales, les rapports de l'élément globulaire avec l'élément séreux. Ce résultat est d'autant plus prononcé que l'on a continué pendant plus longtemps l'usage du médicament. C'est ce qui ressort des faits et des considérations que nous venons d'exposer.

Il en est de l'apoplexie avec hémorrhagie comme du choléra : dans ces deux affections, il apparaît toujours quelques prodromes ou symptômes précurseurs. Quand les prodromes du choléra sont soignés de bonne heure, on prévient ordinairement l'invasion des accidents violents, dont le remède n'est pas encore trouvé. Pour prévenir l'apoplexie dite foudroyante, qui marche en silence, surprend et tue l'homme au milieu de son existence, il faut tenir compte et prendre en grande considération les congestions cérébrales légères qui, pendant quelque temps, la précèdent. Résulte-t-il de ce qui précède que, pour nous, la saignée est inutile ou dangereuse dans le traitement de l'apoplexie? Non, certainement. Nous nous servons de ce moyen, nous l'avons dit, dans les cas graves ; mais nous considérons que la saignée agit alors, par la soustraction de l'élément cruorique, comme, dans une machine à vapeur, la soupape de sûreté, qui, en permettant à la vapeur de s'échapper, diminue la pression des parois de la chaudière et s'oppose à son explosion.

Il y a des médecins qui nient la convenance de la saignée dans l'apoplexie active. A cette occasion, un des professeurs les plus illustres de l'École de Strasbourg leur adressait éloquemment cette apostrophe éloquente : « Que ferez-vous alors? vous croirez-« vous autorisés à rester les bras croisés, en vous « bornant à recommander la diète, le repos, la li-« berté du ventre, etc., etc. — Et si cela ne suffit « pas pour prévenir le retour des signes d'immi-« nence, quel meilleur moyen possédez-vous que « les petites saignées ? » — Nous n'avons pas la voix haute et puissante du judicieux professeur ; mais quelle que soit la réserve que nous soyons tenu de nous imposer dans les affirmations de notre œuvre propre, nous ne pouvons nous empêcher de dire à ces praticiens : — Essayez de l'acide arsénieux et, quelque graves que puissent paraître au premier abord les signes d'imminence, un mois à peine sera-t-il écoulé, que vos malades vous remercieront du bien-être qu'ils ressentiront déjà : continuez la médication et, sans qu'il soit utile de recourir à aucun autre moyen, les symptômes qui conduisent à l'hémorrhagie cérébrale ne tarderont pas à céder au traitement par l'acide arsénieux.

Cependant si l'on a égard à certaines causes de l'apoplexie cérébrale, il y en a où les émissions sanguines et l'acide arsénieux pourraient être nuisibles. Sous l'influence de ces pertes de sang ou de l'emploi d'un agent très-hyposthénisant, les organes parenchymateux, chez certains individus, peuvent passer à un état d'hyperhémie, et cette nouvelle gêne pourrait terminer la vie d'un apoplectique par une congestion séreuse. Il faut donc, chez les vieillards très-avancés en âge et très-débiles, et même chez les adultes, qui ont les éléments du sang fort peu riches en globules, user de la saignée et de l'acide arsénieux avec une grande circonspection.

M. le docteur Aran, de l'hôpital Saint-Antoine à Paris, a fait une objection contre l'emploi de l'acide arsénieux, à petite dose, et continué pendant longtemps. « Dans ce cas, a dit ce savant médecin, l'acide arsénieux a l'inconvénient de ne pas être entièrement éliminé : il s'en retrouve des traces dans les organes parenchymateux, alors même que les urines, émonctoire que l'organisme emploie avec une grande activité pour se débarrasser des portions non assimilables, n'en contiennent plus du tout. »

Parce qu'on a rencontré chimiquement des traces d'acide arsénieux dans le cerveau, le poumon et le foie, serait-ce à dire qu'il ne faut pas invoquer ce médicament, spécifique contre une maladie aussi terrible, et qui tue aussi vite que l'apoplexie ? Je conçois que dans une névrose, comme la chorée, on porte tout d'abord l'acide arsénieux à la plus haute dose possible, afin d'arrêter, par ce puissant hyposthénisant, les désordres du système nerveux spécial surexcité. Mais la médication ne me paraît pas devoir être la même, quand il s'agit du traitement des congestions apoplectiques, affection qui se reproduit facilement, soit à cause de l'état constitutionnel de l'individu, soit à cause du régime de vie. Il est résulté de nos nombreuses observations, recueillies consciencieusement, que l'acide arsénieux, employé pendant longtemps à la dose de 4 à 6 milligrammes, par jour, ne nous a jamais laissé découvrir le moindre désordre fonctionnel. Ainsi, j'en ai pris pendant près de neuf mois consécutifs, à beaucoup plus forte dose ; — Madame D..... (Obs. IV), en a régulièrement pris pendant près de cinq mois ; — M. Duchemin (Obs. XVII) en prend pendant près de cinq à six mois chaque année, et j'en citerais bien d'autres. Nous jouissons tous d'une bonne santé. On ne peut donc conclure que les traces d'acide arsénieux, que nous avons pu posséder ou que nous portons dans nos organes parenchymateux, ont altéré les fonctions de la nutrition ou toutes autres.

Je retiendrai encore un moment l'attention de mes lecteurs sur un point important de la question : l'acide arsénieux fera-t-il plus que guérir pour un temps? Empêchera-t-il les rechutes ?

Dans l'observation I, j'ai dit que, pendant près de cinq ans, je n'avais plus pris un atome d'acide arsénieux, et que, durant cette longue période, je n'avais pas ressenti le moindre trouble cérébral. Jusqu'au commencement de 1856, je continuai à jouir d'une excellente santé ; mais, dans la nuit du 5 janvier, je fus aux prises avec un cauchemar pénible, qui me réveilla en sursaut et me laissa tout étonné d'une sorte de retentissement à la tête qui durait encore le matin. Les jours suivants, j'éprouvai une sensation semblable à celle d'une calotte légèrement serrée au pourtour de la tête : la persévérance de ce symptôme me rappela mon passé. Une petite saignée d'exploration de 15 à 20 grammes fournit un sang riche en globules : 66 p. 100 de cruor. Je me remis à l'usage de l'acide arsénieux, à la dose de 10 milligrammes, que je continuai jusqu'en mars ; je réduisis alors la dose à 8 milligrammes. — Au mois de mai, je me trouvais parfaitement bien et je cessai le traitement. J'ai fait observer précédemment que ma constitution est caractérisée par une prédominance sanguine très-prononcée, et l'âge n'a pas encore atténué cette prédisposition aux congestions apoplectiques. Ainsi, après deux années de quiétude cérébrale, je ressentis, au mois d'avril 1858, des pesanteurs et un état de malaise vague à la tête : le sommeil était agité et pénible ; la locomotion lourde et fatigante. — Je me remis à l'usage de l'acide arsénieux : 6 milligrammes par jour, pendant deux mois, et je me trouvai bien. — En mars 1859, j'éprouvai des bourdonnements d'oreilles, de la souffrance à la tête ; le facies était plus coloré que de coutume, locomotion difficile, sommeil fatigant. — Ces signes me rappelant mes antécédents, je me fis faire une saignée d'exploration de 20 grammes, qui donna pour résultat 64 p. 100 de cruor. Je me hâtai de recourir encore à l'acide arsénieux, et aujourd'hui, après en avoir fait usage jusqu'à la fin de mai, ma tête est parfaitement libre et je suis fort dispos de corps et d'esprit (décembre 1859).

La sœur Saint-Ignace (Obs. V) a vu ses règles se supprimer tout à fait en 1858. Se croyant, par ce fait, débarrassée des congestions cérébrales qui l'avaient tant impressionnée, elle ne prenait plus d'acide arsénieux. Cette dame, âgée de 49 ans, a acquis beaucoup d'embonpoint et plus de coloration à la face. En mai 1859, elle ressentit une violente congestion apoplectique. Elle se remit aussitôt à l'usage de la solution arsénieuse, qui calma promptement cette effervescence constitutionnelle. Aujourd'hui madame Saint-Ignace se porte parfaitement bien et veut se mettre à l'abri des nouvelles atteintes, en y revenant de loin en loin.

Ces récidives me semblent fournir un enseignement ; c'est que, chez les sujets à constitution essentiellement sanguine ou pléthorique, les prédispositions morbides, qui dépendent de cette condition, telles que les congestions apoplectiques, peuvent bien être refoulées pour un temps plus ou moins long ; mais la nature tend toujours à reprendre ses droits. C'est donc à l'homme, dans l'âge de retour et pendant la vieillesse, quand l'intelligence est encore en plein éveil, à écouter ses sensations, pour prévenir ou retarder, autant que possible, celles qui préparent sa destruction.

Il résulte comme corollaire de ce qui précède, que le traitement par l'acide arsénieux ne peut modifier, à toujours, les prédispositions apoplectiques ; qu'il faut le continuer assez longuement, afin de prévenir les récidives.

Que si les résultats que j'ai obtenus sont encore insuffisants pour résoudre l'importante question que j'ai soulevée, ils témoigneront assez positivement en faveur de cette médication dans les affections apoplectiques. Puissent de nouveaux essais rendre usuelle la médication arsénieuse, qui est appelée à sauver la vie d'un grand nombre d'individus dans la force de l'âge, de la valeur et du talent, en les préservant d'une cause de destruction qui en moissonne chaque jour quelques-uns. Quand au premier symptôme de congestion cérébrale, on se sera habitué à user de cet agent, l'apoplexie ne sera plus qu'un des moyens ordinaires que la nature, instrument de Dieu, emploie, aux dernières limites de la vie, pour rappeler à elle son œuvre.

Nous nous arrêtons ici. Nous eussions pu donner à ce travail, dont l'intérêt n'échappera à personne, beaucoup plus de développement : il nous eût suffi de mettre à contribution la tradition de la science, mais nous n'eussions pas tiré grand avantage pour la pratique, et nous n'aimons pas à nous rouler dans une poussière stérile.

Médecin d'un hôpital qui reçoit annuellement de trois à quatre cents malades, ayant une clientèle aussi nombreuse que distinguée, nous avons été bien placé pour voir, observer et suivre tous les faits, et à toute heure. Ce n'est pas l'amour de la discussion qui nous a poussé à faire connaître le résultat de nos longues recherches sur les congestions apoplectiques, car, en thérapeutique, il faut se garder de vouloir trop expliquer : c'est uniquement la conscience d'un devoir à accomplir. Nous avons reproduit nos observations avec la simplicité grave du médecin qui tient à honneur de présenter les éléments nouveaux d'un traitement indispensable, selon nous, pour guérir une affection grave et en prévenir le retour. Nous avons adressé ce travail à l'Institut et à l'Académie de médecine, puis nous avons cru devoir interjeter appel, par-devant le public des médecins, d'un jugement non rendu. C'est le motif qui nous a porté à demander à la presse médicale de nous venir en aide, pour provoquer de nouvelles expérimentations sur la question que nous avons soulevée. Que demandons-nous, en effet, aux médecins? Qu'ils veuillent bien remettre sur le métier l'œuvre que nous avons tant élaborée, pendant près de douze ans. Nous ne pouvons trop recommander à nos confrères d'étudier l'application de la médication arsénieuse, sans parti pris; de se mettre en garde contre les entraînements de l'enthousiasme, qui accompagne parfois les théories ou les faits nouveaux, et de ne pas tomber dans l'excès contraire, en acceptant comme bonnes les voies battues de la routine. Quelles que soient les différentes doctrines qui séparent les médecins, nous avons tous les mêmes tendances, les mêmes aspirations, le même but : nous voulons tous les progrès de la science et le soulagement de l'humanité.

Quand, après de longues observations, on est arrivé au terme de son travail et que l'espoir de quelque généralisation ne se réalise pas, on peut, on doit se consoler de ce mécompte, en considérant que la découverte d'un seul fait, bien vu, bien apprécié est incontestablement, en thérapeutique, un pas en avant, qui, tôt ou tard, sera repris en sous-œuvre, tandis que les théories, quelque séduisantes qu'elles soient, ont été bien souvent des pas en arrière.

CONCLUSIONS

1° L'apoplexie est méconnue dans son essence.

2° L'épanchement sanguin dont on la fait dépendre n'est qu'un phénomène final de la maladie.

3° Les prodromes de l'apoplexie conduisent jusqu'à l'état d'hémorrhagie cérébrale.

4° Se rendre maître des prodromes de l'apoplexie, c'est arrêter la maladie dans sa marche et empêcher l'hémorrhagie.

5° Il est facile d'arrêter et de guérir les prodromes de l'apoplexie; c'est donc la prévenir.

6° A quelque point de vue que l'on se place, l'apoplexie est due à un accroissement, outre mesure, des globules du sang.

7° L'acide arsénieux est l'antidote des congestions de forme apoplectique.

8° Le premier effet de l'acide arsénieux est de rendre le sang moins riche en globules.

9° Il est indispensable, avant de commencer une médication arsénieuse, de constater l'état de richesse du sang ou son altération, car, dans la supposition où ce fluide serait pauvre en globules, l'usage de l'acide arsénieux accroîtrait cette condition anormale.

10° L'action de l'acide arsénieux se liant d'une manière intime aux résultats de la digestion, on est conduit à en faire usage au moment des repas, afin d'en faciliter l'assimilation.

11° Il est nécessaire de prolonger l'usage de l'acide

arsénieux au delà du terme de la guérison, afin d'avoir plus de chances de durée.

12° Quelque grande que soit l'utilité de l'acide arsénieux, pour préserver l'homme de l'apoplexie, on ne peut la considérer comme absolue. Le médecin ne peut se dispenser de faire une étude pour chaque malade, et de tenir compte du genre de vie, des idiosyncrasies et des conditions pathologiques.

13° La dose de l'acide arsénieux, de 4 milligrammes à 1 centigramme par jour, a été généralement suffisante.

FIN.

Corbeil, typographie et stéréotypie de Crété.

www.ingramcontent.com/pod-product-compliance
Ingram Content Group UK Ltd.
Pitfield, Milton Keynes, MK11 3LW, UK
UKHW020402220726
13923UKWH00004B/1698

9 782019 280680